DU TRAITEMENT

DE CERTAINES

HERNIES DITES IRRÉDUCTIBLES

PAR

Le Docteur Joseph MEYVILLE

Ancien externe des Hôpitaux de Paris

PARIS

G. STEINHEIL, ÉDITEUR

2, RUE CASIMIR-DELAVIGNE, 2

1888

DU TRAITEMENT

DE CERTAINES

HERNIES DITES IRRÉDUCTIBLES

IMPRIMERIE LEMALE ET Cie, HAVRE

DU TRAITEMENT

DE CERTAINES

HERNIES DITES IRRÉDUCTIBLES

PAR

Le Docteur Joseph MEYVILLE

Ancien externe des Hôpitaux de Paris

PARIS

G. STEINHEIL, ÉDITEUR

2, RUE CASIMIR-DELAVIGNE, 2

1888

DU TRAITEMENT

DE CERTAINES

HERNIES DITES IRRÉDUCTIBLES

INTRODUCTION

De tout temps les hernies ont eu le privilège d'attirer l'attention des chercheurs. Leur incurabilité presque absolue d'une part, et d'autre part leur fréquence, suffisaient largement pour légitimer les préoccupations de la chirurgie. Comme toute doctrine, comme toute œuvre scientifique, le traitement de cette affection a subi les lois d'une évolution lente et progressive ; bien des siècles ont vu le jour avant la découverte de l'antisepsie qui semble avoir fait de la cure radicale une opération bénigne.

Mais si à travers les âges le traitement des hernies a subi les fluctuations les plus diverses, bien des points restent définitivement acquis. Aujourd'hui, par exemple, tout le monde est d'accord au sujet des hernies de l'enfance.

Quel opérateur oserait à l'heure actuelle proposer d'emblée et exécuter sur un tout jeune enfant une opération sanglante, malgré les hardiesses que peut autoriser la chirurgie antiseptique? Cette pratique trouverait peu de partisans. Personne n'ignore que la hernie congénitale des jeunes enfants guérit parfaitement par le bandage, aussi bien et beaucoup mieux que par toute intervention. Un autre point est encore généralement accepté : c'est la conduite à tenir en présence d'une hernie étranglée ; l'opération est aujourd'hui la règle, et le taxis, l'exception ; et si les lois de Gosselin restent encore à peu près exactes, l'antisepsie n'en a pas moins apporté des modifications sérieuses dans les règles de l'étranglement herniaire (1).

Si l'accord est fait sur le traitement des hernies de l'enfance et sur celui de l'étranglement herniaire, le désaccord est frappant, quand il s'agit des hernies irréductibles ; et l'on a beau lire dans les comptes rendus des sociétés savantes que l'entente est près de se faire, qu'il ne s'agit que de simples nuances entre l'opinion de tel chirurgien et l'avis de tel autre, il n'en est pas moins vrai qu'on peut à cet égard ranger les opinions chirurgicales actuelles en deux catégories bien tranchées. Les uns opèrent toutes ou presque toutes les hernies irréductibles ; les autres ne les opèrent pas ou

(1) Dr P. Michaux. *Des modifications apportées par l'antisepsie dans les règles du traitement de l'étranglement herniaire.* Revue générale. Gaz. des hôp., p. 154, 1888.

presque pas. Les premiers pratiquent la cure radicale pour toute hernie irréductible, les seconds ne la pratiquent que dans certaines circonstances exceptionnelles et rares.

Il est certain que la voie est largement ouverte aux opérateurs et que les partisans de la cure radicale ont beau jeu. Cette opération d'abord si vantée, puis si décriée, si repoussée, devait et à juste titre revivre sous l'influence des idées nouvelles; et lorsque le chirurgien tente sous le couvert de l'antisepsie la cure radicale d'une hernie, il agit dans la plénitude de son droit; le succès venant d'ailleurs légitimer son intervention. Nous reconnaissons donc pleinement l'opportunité de la cure chirurgicale des hernies, et nous sommes loin de la contredire. Mais dans le long débat qui vient de se dérouler à la Société de chirurgie, y a-t-il une conclusion pratique à tirer de la discussion? Nous ne le pensons point; nous n'avons vu là que l'exposé d'opinions particulières, que des professions de foi isolées et contradictoires; et il ne nous paraît pas qu'une conclusion générale, c'est-à-dire une loi soit née de ce brillant tournoi.

Il nous a semblé intéressant d'aborder un point particulier dans ce vaste débat, et sur les conseils de notre excellent maître, M. Paul Reclus, de l'étudier, de tâcher de l'éclaircir, et d'en dégager une conclusion d'une portée pratique.

Quelle conduite doit tenir un chirurgien en face

d'une hernie irréductible? doit-il opérer ou s'abstenir? Doit-il s'armer sur-le-champ du bistouri, ou mettre à profit la méthode Malgaigne et Broca. Dans quel cas doit-il préférer l'un à l'autre moyen? Tous points importants que nous voudrions mettre en lumière, sans nous dissimuler du reste la difficulté de la tâche. Les indications thérapeutiques et opératoires se tirent en effet de mille détails difficiles à préciser, et dont l'importance échappe souvent à un nouveau venu dans la carrière.

Le problème que nous nous sommes posé est donc difficile à résoudre. Il suppose des connaissances qui nous font défaut, et qui ne s'acquièrent qu'au prix de longues années de clinique. Mais, fort des conseils et de l'enseignement de nos maîtres, nous espérons mener à bien l'œuvre que nous allons entreprendre.

Que M. le professeur Le Fort reçoive nos plus sincères remerciements pour l'honneur qu'il nous fait en acceptant la présidence de cette thèse inaugurale.

Remercions aussi M. Paul Broca, prosecteur de l'Ecole de médecine, de l'amabilité avec laquelle il a mis à notre disposition les observations cliniques de son illustre père.

Si ce modeste travail était digne d'une dédicace, c'est à notre maître M. Reclus que nous oserions l'adresser. La sympathie qu'il nous a toujours témoignée nous fait entrevoir avec regret le moment où, loin de Paris, nous ne pourrons plus profiter de ses leçons.

PLAN DU TRAVAIL

Voici le plan que nous avons adopté et qui nous a paru le plus simple.

1° Qu'est-ce qu'une hernie irréductible? Quelles sont les raisons anatomiques de cette irréductibilité?

2° Du traitement des hernies irréductibles par la cure radicale (méthode sanglante).

3° De leur traitement par la méthode Broca (méthode de douceur).

4° Parallèle de ces deux méthodes du traitement ; de leurs avantages et de leurs inconvénients ; de leurs indications et de leurs contre-indications.

CHAPITRE PREMIER

QU'EST-CE QU'UNE HERNIE IRRÉDUCTIBLE ?

L'irréductibilité des hernies se présente sous divers aspects. Personne n'ignore qu'à côté des hernies absolument incoercibles, il en existe d'autres qui se laissent plus ou moins complètement réduire. Mais quels que soient les degrés, quelque variées que puissent être les nuances, le fait essentiel qui caractérise une hernie irréductible, c'est la présence permanente d'une tumeur herniaire en dehors de l'orifice abdominal. Sur cette tumeur l'application d'un bandage sera dans bien des cas impossible, difficile ou douloureuse. Cette application sera impossible, parce que le bandage spécialement confectionné, sera défectueux impuissant à résister à l'impulsion intestinale. Dans d'autres cas, un bandage insuffisant laissera sortir la hernie ; ou bien si la pression du ressort est assez grande, et si le bandage contient la hernie, cette forte pression pourra devenir douloureuse et insupportable.

L'irréductibilité d'une hernie est donc une complication, et une complication sérieuse, susceptible de changer la vie et les occupations du malade qui en est atteint et de lui occasionner les préjudices les plus graves. Où vont dès lors l'importance de l'étude de cette complication.

I

L'irréductibilité d'une hernie est loin d'être toujours due à la même cause et de reconnaître toujours le même facteur. Les auteurs classiques reconnaissent 4 causes d'irréductibilité :

1° L'*engouement.*

2° L'*étranglement.*

3° Le *gros volume.*

4° Les *adhérences.*

Hâtons-nous de faire un choix, et d'éliminer tout d'abord l'engouement, cet « être de raison », comme disait Malgaigne, qui n'a jamais existé que dans l'imagination de certains pathologistes, comme explication hypothétique de l'étranglement. Nous ne saurions davantage faire rentrer dans notre cadre l'étranglement herniaire ; dans cette redoutable complication l'irréductibilité n'est qu'un symptôme, et ne constitue qu'une des faces les plus minimes de l'affection.

L'irréductibilité tenant au gros volume de la hernie est d'un genre tout particulier ; cette irréductibilité n'est qu'apparente ; et c'est ici qu'on peut dire avec Broca qu'il n'y a pas de hernie irréductible. Nous voulons parler en effet de ces grosses hernies pouvant atteindre le volume d'une tête d'adulte avec un orifice hernaire qui laisse passer le poing. Le taxis fait rentrer facilement quelques anses intestinales ; mais à mesure que ces anses se réduisent, d'autres pénètrent de nouveau dans le sac. L'abdomen rétracté a perdu sa capacité normale ; la hernie est devenue un annexe, une diverticule de la cavité abdominale, et suivant l'expression de J.-L. Petit : « Ces hernies ont perdu leur droit de domicile dans l'abdomen ».

C'est seulement des hernies irréductibles par adhérences que nous voulons parler.

II

L'histoire des hernies irréductibles par adhérences comprend deux chapitres distincts. Dans l'un, il faut étudier l'irréductibilité seule avec des adhérences chroniques établies, l'irréductibilité sans complications, l'irréductibilité, seul symptôme. Dans l'autre, il faudrait retracer l'histoire de ces inflammations et de ces péritonites herniaires si étudiées jadis. C'est là un point d'un haut intérêt, et dont l'étude a soulevé de vives discussions. Il suffit pour s'en rendre compte de consulter les livres classiques de Malgaigne (1), la thèse d'agré-

(1) Malgaigne. Mémoire sur les étranglements herniaires. In *Arch. de méd.*, 1841.

Malgaigne. Mémoire sur les pseudo-étranglements. In *Journal de chir. de Malgaigne*, 1843.

gation de Broca (1), les cliniques de Gosselin (2), la thèse de Richelot (3), le traité de Follin et Duplay (4), une revue de Noël Hallé (5), et surtout l'excellente thèse de Boiffin (6).

Pour nous la péritonite herniaire ne saurait nous intéresser au point d'en faire ici l'étude spéciale. Elle ne constitue en effet qu'une des formes de l'irréductibilité ; elle la précède et elle la suit, lui étant intimement liée ; mais nous ne pouvons l'étudier que dans ses rapports avec le phénomène irréductibilité, et au point de vue de l'anatomie pathologique. La péritonite herniaire en effet, a comme conséquence forcée la production d'adhérences, c'est-à-dire l'irréductibilité ; et une hernie irréductible se complique plus facilement qu'une autre de péritonite herniaire et d'inflammation ; il serait donc impossible de séparer complètement les deux complications dans une étude sur les hernies irréductibles. Mais au point de vue du traitement les indications thérapeutiques sont nettement différentes ; aussi,

(1) BROCA. *De l'étranglement dans les hernies abdominales et des affections qui peuvent les simuler*. Thèse agrég., 1857.

(2) GOSSELIN. *Leçons sur les hernies abdominales*. Paris, 1865.

(3) RICHELOT. *De la péritonite herniaire*. Thèse doct., Paris, 1873.

(4) FOLLIN et DUPLAY. *Traité élém. de pathol. externe*, t. VI, fasc. 1.

(5) NOEL HALLÉ. De l'occlusion par adhérences et coudure de l'intestin. *Revue de chir.* Janvier 1887.

(6) BOIFFIN. *Hernies adhérentes au sac (Accidents thérapeutiques)*. Thèse doct., 1887.

tout en reconnaissant les liens indissolubles qui unissent l'irréductibilité et la péritonite herniaire, n'étudierons-nous pas cette dernière, et bornerons-nous notre description à la hernie purement et simplement irréductible.

III

Les adhérences herniaires sont aujourd'hui bien connues. Au XVIIIe siècle, les auteurs les décrivent tout au long dans leurs observations ; ils leur consacrent de longs chapitres et des mémoires spéciaux. Vers le milieu de ce siècle, le silence semble se faire sur la question, et l'on se contente de consulter les travaux anciens, sans y ajouter une notion nouvelle ; ce silence s'explique : nos prédécesseurs (et ceci est notre gloire), n'avaient que trop souvent l'occasion d'examiner des hernies irréductibles. Les bandages étaient mal faits, volumineux et lourds, par suite mal tolérés, et trop souvent mal appliqués. Les hernies étaient donc mal contenues, et fréquemment, dans la proportion de 1 pour 3, on rencontrait des hernies adhérentes.

Malgaigne fit faire au traitement un pas immense. Plus exactement connues, les hernies furent mieux contenues ; perfectionnés et assouplis, les bandages furent mieux tolérés ; en un mot la hernie irréductible devint de plus en plus rare. D'autre part, nous avons vécu depuis Malgaigne et Broca, dans la croyance au pseudo-étranglement, à l'inflammation pour les grosses hernies, nous gardant bien de les opérer, de sorte que rareté des hernies adhérentes d'une part, moindre fréquence des opérations d'autre part : voilà les causes qui expliquent pourquoi on s'en est tenu aux données anciennes jusqu'à ces derniers temps.

Mais aujourd'hui la question a pris un nouvel aspect. La fréquence des cures radicales a permis d'étudier les lésions en dehors des complications inflammatoires, et, si l'on veut être bien renseigné, on n'a qu'à consulter la thèse de Nicaise (1), celle de Barette (2), enfin et surtout celle plus récente de Boiffin, ainsi qu'un excellent mémoire de M. Barraud, couronné récemment par la Société de chirurgie.

Sans nous arrêter aux classifications que les anciens ont laissées de ces adhérences, nous adopterons celles que propose M. Boiffin dans sa thèse et nous décrirons deux variétés d'adhérences :

1° *Adhérences par inflammation.*

2° *Adhérences par glissement.*

1° Lorsqu'une hernie est atteinte d'inflammation, il

(1) Nicaise. *Des lésions de l'intestin dans les hernies.* Th. de doct., Paris, 1866.

Nicaise. Du rôle des adhérences intestinales dans les phénomènes d'étranglement. In *Gaz. méd. de Paris*, 1874.

(2) Barette. *Hernies étranglées compliquées d'adhérences ou de gangrène. Entérectomie et entérorrhaphie.* Th. doct., Paris, 1883.

se produit dans son intérieur, un exsudat liquide plus ou moins riche en fibrine. Celle-ci ne tarde pas à se déposer à la surface de la séreuse malade, tantôt sous forme de lames, tantôt sous forme de pelotons nageant dans le liquide exsudé. Le liquide disparaît, et les lamelles, les pelotons fibrineux arrivant au contact, s'organisent et constituent des brides variables étendues de la hernie au sac. C'est ainsi que se trouvent formées les adhérences molles, gélatineuses, pseudo-membraneuses, les adhérences par agglutination des anciens auteurs. Cet exsudat qu'Arnaud comparait à de la colle, s'organise davantage et prend l'aspect de lamelles qui bientôt se vascularisent, en même temps que leur texture plus serrée leur donne une consistance plus grande. On trouve ainsi tous les degrés entre l'adhérence celluleuse, flexible et mince, et la membrane fibreuse, dure, calleuse même.

Ces adhérences peuvent d'ailleurs, quoique dures et fibreuses, être lâches, ou bien très serrées au point d'amener une sorte de fusion entre le sac et le contenu ; elles atteignent de préférence l'épiploon, puis le gros intestin, peut-être à cause de ses appendices épiploïques, et plus rarement enfin l'intestin grêle.

L'épiploon peut dans tous ces cas constituer des masses fibro-lipomateuses, criant sous le scalpel, et adhérentes au sac plus souvent qu'à l'intestin. Dans quelques cas rares, l'intestin se trouve agglutiné par les adhérences, et l'on dirait que la cavité de l'intestin serait creusée dans l'épaisseur d'une masse fibroïde enveloppée par le sac lui-même.

2° Les adhérences par glissement constituent une variété toute spéciale ; ce sont celles que Scarpa avait décrites sous le nom d'*adhérences charnues naturelles*. C'est par une sorte de locomotion, de glissement que la séreuse d'une des fosses iliaques descend dans le trajet herniaire, et l'on voit alors le côlon ascendant ou descendant, dépouillé en partie de son enveloppe séreuse se trouver en rapport par sa couche musculaire avec le tissu cellulaire de la région herniaire. En d'autres termes, avec des degrés divers et des variétés plus ou moins grandes, l'intestin hernié fait partie de la paroi même du sac, et ne saurait être réduit sans la réduction du sac lui-même. Ces adhérences ont été très étudiées dans la thèse de Boiffin, après un mémoire de Trèves (1) confirmé par Tuffier (2). On trouve dans la thèse récente de Mérigot de Treigny (3) tous les détails sur le mécanisme de ces lésions, et sur les rapports anatomo-pathologiques de ces variétés de sacs herniaires ; une pièce de

(1) Trèves. Lect. on the anatomy. of the intestin. Canal and peritoneum, in *Brit. med. Journ.*, 1885, t. 1.

(2) Tuffier. Recherches sur les moyens de fixité du cæcum et sur son revêtement péritonéal, in *Bull. de la Soc. anatomique*. Séance du 5 novembre 1886.

(3) Mérigot de Treigny. *Etude sur les hernies du gros intestin considérées spécialement dans les régions inguinale et crurale*. Th. de doct., Paris, 1887.

ce genre a été présentée dernièrement à la Société anatomique par M. Ricard, prosecteur des hôpitaux (1).

IV

Les hernies irréductibles sont habituellement peu tendues, peu ou pas douloureuses à la pression. A chaque effort du malade, on voit manifestement une impulsion dans le sac herniaire, et l'on peut en général explorer très aisément les anneaux de sortie et y introduire un ou deux doigts. La consistance de la hernie est variable, pâteuse en général ; on reconnaît par la palpation une masse lobulée et granuleuse, c'est l'épiploon. Mate dans sa plus grande partie, elle présente d'autres parties sonores. C'est qu'en effet la majeure partie de ces hernies est formée d'éplipoon et que l'intestin s'y associe en proportion variable.

Si l'on vient à exercer sur la tumeur une pression méthodique, souvent l'on n'obtient aucune réduction ; les efforts les mieux combinés ne parviennent plus à faire réintégrer le domicile abdominal, à l'intestin qui se dérobe et qui fuit sous le doigt. Dans d'autres cas la réduction s'obtient partiellement : le volume de la tumeur diminue ; le gargouillement caractéristique indique au chirurgien que la portion intestinale de la

(1) Ricard. Hernie du cæcum avec sac latéral, in *Bull. de la Soc. anatom.*, séance du 13 janvier 1888.

hernie s'est réduite; et la portion mollasse et lipomateuse qui reste incoercible est mate à la percussion.

Ces hernies constituent pour le malade une infirmité pénible. Nous ne pouvons mieux faire qu'en reproduisant ici les quelques lignes que le professeur Duplay consacre à la symptomatologie de ces hernies (1) :

« Les symptômes fonctionnels varient surtout sui-
« vant le degré de sensibilité nerveuse des malades.
« Ils se résument en une gêne constante résultant du
« volume de la hernie, et des tiraillements qui rendent
« la station pénible ; dans des douleurs sourdes et par-
« fois dans des coliques assez vives que le malade ac-
« cuse sous la tumeur et qui peuvent s'irradier dans
« l'abdomen. Ces troubles fonctionnels bien plus accu-
« sés que dans les hernies réductibles, font des her-
« nies anciennement irréductibles, et surtout des her-
« nies adhérentes une véritable cause d'infirmité... »

En outre ces hernies mal garanties, mal protégées, toujours froissées, menacent constamment le malade de complications inflammatoires. Pour Boiffin (2), les accidents des hernies adhérentes ne doivent pas être attribués à la péritonite herniaire, mais bien à des causes multiples : l'étranglement vrai par l'anneau ou le collet et toutes les différentes causes d'occlusion intestinale : corps étrangers obstruant la cavité de l'intes-

(1) Follin et Duplay. *Traité élém. de pathol. externe*, t. VI, fasc. 1, p. 85.

(2) Boiffin *Loc. cit.* Conclusions, p. 97.

tin, constriction par un orifice accidentel siégeant dans l'épiploon adhérent ou dans une néo-membrane, rétrécissement par irritation chronique des parois intestinales, ou par rétraction d'adhérences serrées, enfin déformation.

L'énumération seule de tous ces accidents nous dicte cette loi : il ne faut pas qu'une hernie reste irréductible. L'irréductibilité est une indication de premier ordre pour une thérapeutique active. Le chirurgien doit donc intervenir, mais comment doit-il intervenir ?

CHAPITRE II

DU TRAITEMENT DES HERNIES IRRÉDUCTIBLES PAR LA CURE RADICALE

La hernie irréductible est une sérieuse menace pour celui qui en est porteur, et le chirurgien doit faire tous ses efforts pour l'en débarrasser ; telle est la légitime conclusion de notre premier chapitre.

Deux méthodes essentiellement différentes se présentent : la réduction de la tumeur par la compression de quelque nature qu'elle soit, ou bien la cure radicale, c'est-à-dire l'ouverture et la résection du sac. Examinons la valeur de ces procédés.

M. Verneuil conseille avant d'adopter une méthode thérapeutique, de la soumettre à cette triple pierre de touche ; efficacité, facilité, bénignité. Un traitement qui remplit ces trois conditions doit l'emporter sur tous les autres. Mais ce traitement idéal est assez rare, et dans la plupart des cas les qualités des diverses méthodes thérapeutiques sont dissemblables. Tel traitement est plus bénin, mais moins efficace ; tel autre est aussi bénin, mais plus difficile. Ce n'est que par la discussion raisonnée que l'on peut établir et justifier ses préférences.

Cure radicale.

Prenons point par point le cadre que nous nous sommes tracé et voyons si la cure radicale des hernies irréductibles est toujours efficace, facile et bénigne.

A. — LA CURE RADICALE EST-ELLE EFFICACE?

Nous aurions grandement tort de contester l'efficacité de la cure radicale: c'est un fait patent et visible. L'opération faite, la suture posée, l'intestin rentré, suivant l'expression de M. Lucas-Championnière, la hernie est radicalement guérie, en ce sens qu'elle n'existe plus. Mais le malade est-il radicalement guéri? Pour nous notre opinion est faite, et la lecture des documents français et étrangers ne peut que la confirmer. La cure radicale des hernies irréductibles n'est pas une vraie cure radicale.

1° Parce qu'elle ne met pas à l'abri d'une récidive.

2° Parce qu'elle ne dispense pas du port d'un bandage.

1° *La cure radicale ne met pas à l'abri des récidives.* — C'est là un fait frappant et incontestable. D'ailleurs les observations parlent ; et rappelons-en quelques-unes.

M. Segond, dans sa thèse d'agrégation, réunit 219 cas d'opération de cure radicale : dans 86 cas il n'est fait aucune mention de la récidive, et il n'est question que de la guérison opératoire ; 20 malades sont morts ; il reste 113 cas où les résultats sont donnés. Nous trouvons

44 récidives survenues presque immédiatement ou dans les premiers mois qui ont suivi l'opération, et 69 cas dans lesquels on considère la cure radicale comme un fait acquis. Mais, ainsi que le fait remarquer M. Segond, il est prématuré de compter ces guérisons pour définitives. Les malades ont été revus un mois, six mois, un an après l'opération ; quelques-uns seulement, et ce ne sont pas les plus nombreux, ont été vus après deux ans. La durée de deux années est même insuffisante pour apprécier la réalité d'une cure radicale. M. Berger rapporte une statistique de 39 cas de hernies, ayant récidivé 10, 15, 20, 40 et même 60 ans après une guérison apparente.

Avant d'affirmer la réalité d'une cure radicale, il faut donc pouvoir attendre, et jusqu'à plus ample informé, étant donné la fréquence des récidives presque immédiates qui atteignent plus d'un tiers des cas, et le peu de certitude des résultats définitifs, il est permis de conclure avec M. Segond qu'actuellement le résultat est aussi aléatoire après les opérations modernes qu'il l'était après les anciennes.

Si nous pénétrons un peu plus dans les statistiques, notre opinion se justifie encore mieux. Maas (de Fribourg) a eu l'occasion d'examiner à plus ou moins longue échéance, des malades opérés par Czerny et par lui-même : tous avaient récidivé. Schède, Czerny, Tilanus, Langenbeck, Reverdin et d'autres encore s'élèvent contre les prétentions de ceux qui considèrent la cure radicale comme un résultat forcé.

Pour Julliard, de Genève, l'opération radicale des hernies, n'a de radical que le nom, *la récidive est la règle, quel que soit le procédé employé ;* et sur vingt-deux opérations qu'il a pratiquées, une seule a donné la cure radicale sans nécessité ultérieure de porter un bandage.

Nous pourrions même rappeler la statistique de Socin, qui sur 64 observations rapporte 41 récidives ; mais nous sommes arrêtés bientôt dans l'énoncé de ces statistiques par l'objection élevée dans son mémoire par M. Lucas-Championnière.

Pour cet auteur, les récidives tiennent moins à l'opération qu'au procédé opératoire employé. Pour lui, en ne disséquant que le vrai sac, en le séparant du faux sac fibreux qui l'enveloppe, en disséquant mince, suivant l'expression de Trélat, l'opérateur peut arriver à décoller le sac jusque dans l'intérieur de l'abdomen, à attirer à lui le péritoine et placer très haut ses sutures. De la sorte, l'opération achevée, il ne persiste pas le plus petit cul-de-sac, on ne voit aucune amorce pour de nouvelle hernie.

Le procédé de M. Lucas-Championnière est sans conteste un véritable perfectionnement opératoire ; mais met-il à l'abri des récidives ? Nous ne le pensons pas ; il les rend peut-être plus rares. La statistique qu'il fournira sera peut-être meilleure que celle de Socin et de Julliard.

M. Championnière prétend que les récidives après son opération, ne se produisent, quand elles ont lieu, que longtemps après et bien plus tardivement qu'après l'opération de Czerny, de sorte que de l'avis même de l'auteur, et en lui accordant qu'elles sont plus rares et plus lointaines, les récidives n'en existent pas moins.

D'ailleurs, si dans les hernies inguinales, M. Championnière espère par des sutures pratiquées sur le canal, former derrière le péritoine une colonne de soutien s'opposant à l'issue nouvelle de l'intestin, il ne saurait obtenir ce résultat dans les hernies crurales. Nous n'en voulons, à titre de preuve, qu'une pièce présentée par M. Segond à la Société de chirurgie (1).

En admettant même que l'opération soit parfaite, et que la hernie ne revienne plus au même endroit par le même canal, oblitéré par la suture, le chirurgien pourra-t-il empêcher une nouvelle hernie de se produire ? Il a fermé le canal, mais qu'a-t-il fait contre cette prédisposition spéciale du sujet à avoir des hernies ? N'est pas hernieux qui veut. Sur un sujet normal, avec un mésentère normal, il n'est pas facile d'attirer au dehors une anse intestinale ; on a dit depuis longtemps que les hernieux présentent un allongement pathologique du mésentère ; s'ils ont déjà une faiblesse innée ou acquise de

(1) *Société de chirurgie*, séance du 7 novembre 1887. *Semaine médicale*, p. 500.

« M. Segond présente une pièce provenant d'une malade opérée d'une cure radicale de hernie et morte accidentellement deux mois après l'opération. La cicatrice est très réussie ; mais il n'existe pas la colonne de soutien que signale M. Lucas-Championnière. »

la paroi abdominale, que peut contre ces deux facteurs l'opération de la cure radicale.

Chez un jeune homme opéré par M. Polaillon (1), et qui après l'opération s'était livré à des exercices fatigants, la récidive survint. M. Polaillon constata que la hernie ne s'était pas reproduite au même endroit, mais à côté. Nous ne pouvons que nous ranger à l'opinion de M. le professeur Le Fort (2), qui dans une argumentation à ce sujet, demanda quel bénéfice le malade avait tiré de l'opération, et que pouvait lui faire d'avoir une hernie à un endroit voisin ou exactement à son siège primitif.

En résumé, l'opération est efficace en ce sens qu'elle guérit l'irréductibilité de la hernie, qu'elle réintègre l'intestin dans le domicile abdominal et qu'elle permet d'appliquer un bandage contentif. Son efficacité ne va pas plus loin.

2° *La cure radicale ne dispense pas du port d'un bandage*. — Ce que l'on vient de lire suffit pour démontrer ce fait : si le malade n'est pas à l'abri d'une récidive, s'il a une hernie en puissance, il faut l'empêcher de se produire, et le chirurgien serait bien répréhensible s'il évitait de remplir un pareil devoir. Aussi le meilleur moyen de prévenir cette récidive, d'empêcher cette issue nouvelle d'intestin, le meilleur moyen de consolider cette paroi trop faible, c'est de la doubler d'un bandage. C'est

(1) *Bull. de la Société de chirurgie*, séance du 30 novembre 1887.
(2) *Bull. de la Société de chirurgie*. séance du 7 décembre 1887.

ce que doivent faire les opérateurs consciencieux, de sorte que, tout bien considéré et pesé, bandage avant l'opération, bandage après ; le bénéfice de l'opération se résout par une question de bandage, et le bénéfice relevé de l'intervention est donc d'avoir permis au malade de porter un bandage plus simple qu'avant la cure radicale.

Je sais bien qu'on dit au malade qu'après l'opération il ne portera plus de bandage et que, pour avoir raison, on lui fait porter une ceinture, qu'on supprime le ressort; mais dans ce bandage (je veux dire dans cette ceinture) il y a une pelote maintenue appliquée sur la cicatrice. Cette pelote n'est pas convexe, à la vérité, elle est plate et large, et elle diffère de la pelote du bandage ordinaire.

Mais enfin, si, comme on en a cité des exemples, le malade a réclamé l'opération parce qu'à la veille de se marier il ne désirait plus porter de bandage, est-ce que ses vœux seront remplis et ses souhaits exaucés, et sera-t-il plus heureux d'avoir une ceinture à pelote sans ressort, ou bien un bandage ordinaire ? On peut changer les mots ; mais le fait n'en existe pas moins, le malade opéré de cure radicale doit porter bandage.

B. — LE TRAITEMENT PAR LA CURE RADICALE EST-IL FACILE ?

Dans les hernies irréductibles, la cure radicale présente toujours quelques difficultés, mais dans quelques cas elle présente des difficultés insurmontables. Nous en voyons la preuve dans les écrits des partisans même de la cure radicale; on ne nous accusera donc pas de noircir le tableau à dessein.

La plupart des auteurs qui ont parlé de l'intervention dans les hernies irréductibles ont cité le cas mémorable d'Arnaud, qui, après une dissection très pénible, longue de cinq quarts d'heure, ne pouvant arriver à libérer la masse intestinale, tant les adhérences étaient complexes, prit le parti de réséquer complètement tout le paquet herniaire au ras de la paroi abdominale. Malgré cette opération, les matières ne s'écoulaient pas encore, et il était impossible de passer un bistouri entre le pédicule et le contour de l'orifice herniaire, tant les adhérences y étaient intimes. Arnaud introduisit alors son bistouri dans la cavité même de l'intestin qu'il venait de couper et fendit d'un seul coup et la paroi intestinale, et le collet et l'anneau qui étaient fusionnés. Le malade survécut avec un anus contre nature.

C'est qu'il faut décoller les adhérences qui maintiennent l'intestin irréductible, et suivant la nature et l'ancienneté de ces adhérences, on se trouve aux prises avec les plus grandes difficultés. A chaque instant l'intestin est menacé, quelquefois même sectionné avec le bistouri, déchiré dans les manœuvres de décollement. « Avec des adhérences courtes et serrées, dit Boiffin, la dissection devient difficile, dangereuse pour l'intestin. Souvent l'opération déjà longue et pénible ne pourra être terminée que par une entérectomie suivie de l'entérorrhaphie.

Dans les hernies du gros intestin, la difficulté peut être extrême ; on reconnaît avec peine ce qui appartient à l'intestin et pour ne point l'ouvrir, on est obligé quelquefois de laisser à sa surface des masses dures, volumineuses, formées soit par des appendices épiploïques, soit par l'épiploon.

Quelquefois la dissection étant finie, on voit saigner des surfaces étendues en une foule de points, et pour arrêter ces hémorrhagies en nappe, on a été obligé dans certains cas, de toucher la surface saignante soit avec une solution de perchlorure de fer, soit avec le bout d'un stylet rougi, soit avec le plat du couteau du thermo-cautère.

Enfin, dans certains cas analogues au cas d'Arnaud cité plus haut, il serait téméraire de vouloir mener l'opération jusqu'au bout, c'est-à-dire jusqu'à la réduction de l'intestin.

Nous empruntons les détails qui précèdent à l'excellente thèse de Boiffin et pour terminer ce paragraphe suffisamment étendu, nous ne pouvons mieux faire que de reproduire l'observation VIII de cette thèse, où l'on trouve la description du manuel opératoire, et des complications survenues dans un cas.

Observation

(Th. Boiffin, obs. 8).

Hernie inguinale ancienne. — Accidents d'occlusion intestinale. — Opération. — Adhérences très complexes. — Dissection, réduction. — Mort.

Le nommé Bichet Philippe, âgé de 60 ans, fut apporté le 15 décembre 1885, dans le service de M. Trélat, à la Charité.

Cet homme, d'une bonne constitution, était porteur d'une hernie inguinale gauche depuis une dizaine d'années, cette hernie rentrait complètement, mais elle sortait souvent et facilement, au dire du malade qui portait assez régulièrement un bandage.

Quatre jours avant son entrée à l'hôpital, dans un léger effort, il sentit sa hernie passer sous le bandage, il voulut la faire rentrer, mais n'y parvint pas; à plusieurs reprises il fit des tentatives énergiques, mais inutiles; il fit appeler un médecin qui *pendant trois jours* lui fit prendre des bains, des purgatifs, des lavements, et pratiqua plusieurs fois un *taxis violent*.

La tumeur augmentait de volume, devenait plus douloureuse, quelques coliques se faisaient sentir, avec quelques nausées, en même temps la constipation était absolue depuis l'apparition de la tumeur; devant ces symptômes inquiétants le malade se fit transporter à la Charité.

Le 16. On constata une tumeur, du volume d'une tête de fœtus à terme, siégeant dans le côté gauche du scrotum dont les enveloppes étaient rouges et distendues.

L'examen de cette tumeur y faisait reconnaître la présence de masses volumineuses d'épiploon et d'intestin; la douleur n'était point très vive, et pas plus marquée au niveau du pédicule que dans le reste de la tumeur, le ballonnement peu développé; pas de vomissement dans la nuit précédente; mais la constipation était absolue.

Devant ces accidents peu pressants, et considérant le volume de la tumeur, on pratiqua la temporisation. Applications d'une vessie remplie de glace pendant toute la journée, le soir légères tentatives de taxis sans résultat.

Le 17. L'état s'est un peu aggravé, les douleurs sont plus vives, le ballonnement a augmenté, la nuit il y a eu plusieurs vomissements bilieux; la constipation est constante, cette absence de selles durait donc depuis 6 jours, cette aggravation du symptôme fit décider l'opération.

Avant de pratiquer l'incision des enveloppes de la hernie, le malade étant chloroformé, M. Trélat, saisissant la hernie de ses deux mains largement étalées à sa surface, essaye une dernière fois le taxis; pendant cette manœuvre il se produisit un fort gargouillement qui fit espérer la réduction; mais ce fut en vain que le taxis fut encore pratiqué pendant quelques minutes, la tumeur ne changeait pas notablement de volume.

Opération. — Grande incision de 15 centimètres environ, parallèle à l'axe de la tumeur, de l'anneau inguinal à la partie inférieure des bourses. La peau, et les couches celluleuses incisées, le sac est mis à nu; ses parois sont très épaisses et tendues, il n'est pas possible de les placer; incision sur la surface, son épaisseur est très grande; une fois le sac ouvert, on soulève difficilement chaque lèvre, et on met ainsi à nu une masse volumineuse cohérente très compacte, et adhérant aux parois du sac. Au premier abord il était impossible de reconnaître la nature des parties que l'on avait sous les yeux. Enfin après avoir sectionné une couche épaisse de tissu épiploïque, de forme irrégulière, on put apercevoir une anse d'intestin dont la surface était congestionnée et intimement unie aux masses épiploïques ; au bout d'un instant, on pu reconnaître le gros intestin à ses bandelettes et à ses appendices épiploïques qui étaient durs, volumineux et confondus avec l'épiploon. La dissection fut excessivement laborieuse et pour isoler tant bien que mal cette anse de gros intestin il fallut appliquer plusieurs ligatures sur ces masses épiploïques adhérentes et sur les parois du sac, qui étaient confondues à la partie interne de la tumeur avec la paroi intestinale ; on résèque deux grosses franges épiploïques développées aux dépens des appendices. Malgré tout cela, les parois intestinales étaient encore blindées de grosses plaques lipomateuses dont il était impossible de les débarrasser. Cependant on s'était enfin retrouvé et on voyait les limites de l'intestin ; on put alors passer le doigt en arrière de celui-ci, et sentir que *l'anneau était assez large, n'exerçait aucune constriction* sur le pédicule de la hernie ; *le collet n'existait pas. Il n'y avait donc pas d'étranglement.*

On cherche alors à faire rentrer l'intestin, mais, la forme générale de l'anse était celle d'une massue ; le pédicule n'était pas serré, et cependant le sommet de l'anse ne pouvait passer, tant les parois de l'intestin étaient épaissies et volumineuses ; il fallut sectionner largement l'anneau, pour faire repasser cette masse qui assurément ne datait pas de 6 jours dans la hernie, mais devait séjourner continuellement dans le sac, aplatie sous la large pelote du bandage.

Une fois l'intestin rentré, le sac fut facilement décortiqué, car il était entouré de tissu cellulaire lâche ; ce sac isolé fut attiré autant que possible au-dessous de l'anneau qui reçut lui-même deux points de suture, tandis que trois autres points enchaînés fermèrent l'orifice du sac à sa partie la plus élevée ; le reste du sac fut réséqué. Un drain fut placé dans toute la hauteur de la plaie, qui fut suturée, excepté à la partie inférieure.

Le malade, reporté à son lit, resta plongé dans une sorte de torpeur tout le reste de la journée, sans réaction, sans coliques, sans vomissements.

Il y eut plusieurs émissions gazeuses par l'anus dans la soirée.

Dans la nuit suivante, le ventre devint plus volumineux, le malade se plaignit de douleurs continues, les nausées furent assez fréquentes, et les vomissements bilieux reparurent le lendemain matin; l'affaissement fit des progrès rapides et le malade succomba dans la matinée. L'autopsie ne put être pratiquée.

La cure radicale de la hernie irréductible, n'est donc pas toujours chose facile de l'aveu même de ses plus fervents partisans, tous chirurgiens habiles et consommés.

C. — LA CURE RADICALE DES HERNIES IRRÉDUCTIBLES EST-ELLE UNE OPÉRATION BÉNIGNE ?

Si l'on suppose réunies toutes les conditions idéales que la science pure doit exiger, la cure radicale des hernies est une opération bénigne, mais dans la pratique ces conditions font souvent défaut. Les cas de mort ne sont pas rares, et une carte de mortalité peut être dressée pour une affection qui, bien soignée, n'est qu'exceptionnellement mortelle.

On aura beau citer les 120 cas de succès mis en avant à la Société de chirurgie pour consacrer la cure radicale, la mortalité existe et le danger est menaçant. Prenons les faits, examinons-les : nous voyons que les succès ont lieu dans un cercle restreint de chirurgiens bien outillés, bien armés, sûrs de leurs aides, du milieu, de l'antisepsie ; et qu'eux-mêmes, s'ils ne le disent pas tout haut du moins le répètent tout bas, refusent à leurs collègues la faculté de les imiter, tellement ils jugent nombreuses et difficiles à remplir les conditions requises.

La cure radicale serait donc bénigne dans certaines mains, nullement bénigne dans d'autres et des meilleures. Mais alors, il est peu rassurant de songer à quoi tient la vie d'un malade en cours d'opération. L'infraction la plus légère aux règles d'une antisepsie rigoureuse peut devenir une cause de mort; et pour obscurcir une statistique brillante, que faudra-t-il ? Un rien, une épingle salie, un fil contaminé, un doigt malpropre, un instrument douteux, un catgut mal préparé. La moindre omission, le moindre oubli, peuvent compromettre le résultat.

Il est certain que plus les moyens antiseptiques iront se perfectionnant, plus aussi s'abaissera la mortalité. Mais la péritonite, la septicémie, le phlegmon des bourses, la perforation de l'intestin, l'hémorrhagie interne par le pédicule épiploïque, restent encore des causes de mort. Qu'on ne dise pas que la mort est arrivée entre des mains peu habituées aux procédés modernes. Reverdin, Socin, fidèles partisans de l'antisepsie, ont enregistré des insuccès relativement nombreux. Qu'arriverait-il si la cure radicale tombait dans le domaine public.

D'ailleurs à côté des accidents mortels, il faut relever

des complications diverses qui retardent la guérison et des accidents opératoires. Nous empruntons à la thèse de Segond, l'énumération de cette longue liste d'accidents. « Il faut noter la blessure ou la section des éléments du cordon, accident certainement fréquent, pouvant compromettre la vitalité ultérieure du testicule, et entraîner des hémorrhagies immédiates plus ou moins rebelles; la ligature du canal déférent, la ligature involontaire de l'un des viscères herniés, accident rare, mais possible quand on lie le sac avant l'incision (Czerny a lié l'appendice vermiforme et Pauly a failli lier l'intestin); la fixation incomplète de la ligature qui dès lors peut abandonner le collet du sac (l'accident est arrivé à Riesel, et il n'a pas eu cependant de conséquences fâcheuses). Signalons pour terminer cette première série de complications, celles qui sont imputables à la compression trop forte du pansement et à son influence irritante et toxique; plusieurs fois on a dû modifier le pansement pour traiter des éruptions érythémateuses diverses; et M. Reverdin signale même un cas où la mort a été provoquée par une intoxication phéniquée. Les autres complications ont retardé la guérison dans trente-deux cas; les plus fréquentes sont les suppurations de la plaie, les phlegmons, les abcès, la gangrène du scrotum, et la gangrène du testicule. »

Ces quelques détails donnent à réfléchir, et surtout à ne pas trop compter sur l'innocuité des méthodes modernes, et, nous tenons à le répéter, ces accidents divers sont arrivés à des chirurgiens de profession, rompus aux exigences minutieuses de la méthode antiseptique.

Nous pourrons donc conclure et dire aujourd'hui ce que disait M. Segond il y a quatre ans, lorsqu'il faisait le bilan des opérations de la cure radicale : « Elles peuvent « tuer, mais c'est l'exception. Dans la majorité des cas, « elles triomphent de l'incoercibilité ou de l'irréducti- « bilité des hernies, et permettent leur bonne conten- « tion. »

CHAPITRE III

DU TRAITEMENT DES HERNIES IRRÉDUCTIBLES PAR LA MÉTHODE DE BROCA

Nous venons de voir ce que peut faire la cure radicale pour le traitement de la hernie irréductible. Il nous reste à étudier les services que peut rendre à la même hernie un traitement plus doux, moins brillant, mais sans doute plus bénin et d'une efficacité suffisante.

Le traitement par le repos et la compression remplit-il les trois conditions que doit remplir tout bon traitement. Est-il efficace, facile et bénin ?

I

Efficacité du traitement de Broca.

L'efficacité du traitement si recommandé par Broca ne saurait être mise bien longtemps en doute. Un des partisans actuellement les plus convaincus de la cure radicale n'écrivait-il pas il y a trois ans dans la thèse de Segond : « Il m'est arrivé plusieurs fois d'entrevoir la possibilité d'une opération analogue à la cure radicale, c'est-à-dire à la résection de l'épiploon fermé et du sac, réduction du pédicule avec des ligatures et suture de l'orifice ; mais jusqu'ici jamais je n'ai eu à la faire parce que *j'ai toujours avec plus ou moins de persistance réduit les hernies ;* notamment à la Charité, l'opération était préparée pour un malade chez lequel j'ai fait la réduction le 29e jour au moment même où je désespérais de l'obtenir. » Nous comprenons bien l'évolution qui a pu se faire dans l'esprit du professeur Trélat, et il est facile de s'expliquer cette marche vers une chirurgie plus active. Qu'il faille faire une plus large part à l'intervention, que le professeur Trélat donne ses faveurs à la cure radicale, c'est très naturel ; mais quel que soit le progrès qu'ait effectué la chirurgie herniaire, ce qui était vrai hier ne peut cesser d'être vrai aujourd'hui ; et si M. Trélat pouvait professer en 1883 qu'avec plus ou moins de persistance, il a toujours réduit les hernies, il est probable qu'il en serait de même aujourd'hui. Les hernieux n'ont pas changé ; l'opérateur seul a modifié sa manière de voir. Etudions donc en détail ce que nous pouvons attendre du traitement méthodique et lent des hernies irréductibles.

D'abord les hernies sont-elles bien irréductibles dans le vrai sens du mot ? Non, si l'on en croit Broca et beaucoup d'autres chirurgiens. La hernie n'est souvent irréductible que par le découragement du chirurgien et le manque de patience du malade. Avec de la persévérance, toutes les hernies deviennent réductibles. Il ne suffit pas de faire un taxis même méthodique et prolongé, pour déclarer que, s'il ne réussit pas, la hernie est irréductible. L'anatomie pathologique nous explique qu'il est impossible de rompre des adhérences si fortes et si nombreuses par une simple pression d'un moment. C'est donc à une pression continue qu'il faut avoir recours.

La guérison sans intervention des hernies dites irréductibles est un fait connu de longue date. L'un des cas les plus anciens est celui d'Arnaud. Il s'agit d'une hernie scrotale considérable que ce chirurgien traita pendant trente jours par le repos, les bains tous les deux ou trois jours, une purgation tous les quatre jours, 50 ou 60 centigrammes de sucre doux tous les matins, un régime sévère, et l'application d'un emplâtre de Vigo, renouvelé tous les quatre jours. Au bout de seize jours, la tumeur avait diminuée des trois quarts de son volume; huit jours plus tard, elle était assez réduite pour qu'une pelote concave pût être placée et supportée. Elle diminua encore peu à peu, en ayant soin de diminuer au fur et à mesure la concavité de la pelote. Enfin Arnaud assure qu'au bout de trente-six jours la hernie était complètement réduite, et un bandage à pelote concave était appliqué.

Que s'est-il passé dans cette observation remarquable à plus d'un titre. Gosselin qui la rapporte, écrit qu'il n'y a pas eu la réduction spontanée du sac et des viscères, il croit plutôt qu'Arnaud a obtenu une diminution de volume par amaigrissement de l'épiploon herniaire non adhérent au sac, une réduction de l'épiploon consécutivement à cet amaigrissement et une réduction simultanée de l'intestin. Il est probable en effet que les choses ont dû se passer ainsi, et que le sac est resté ; mais qu'importe ; il y a à mettre ceci en parallèle : au début, hernie très volumineuse, scrotale, incoercible ; trente-six jours après, réduction complète et application d'un bandage convexe. En 1865, Gosselin ne connaissait pas d'autres faits de réduction progressive et totale. « Je regrette, disait-il, de n'avoir pas à fournir d'autre exemples de succès que celui d'Arnaud lui-même. »

Mais en 1876, il rapporte dans ses cliniques le cas d'un lieutenant d'infanterie, qu'il a soigné pour une hernie inguinale irréductible depuis dix ans. Cet officier garda le lit, prit deux purgatifs et un bain par semaine, se soumit à une alimentation légère, et conserva un cataplasme sur la tumeur. Au bout de six semaines, la hernie se réduisit spontanément.

Dans la thèse de Segond nous trouvons une série d'observations, prouvant la réductibilité de certaines hernies trop vite déclarées irréductibles.

Tout récemment M. Berger a observé un fait analogue. Il s'agit d'un courtier de commerce âgé de 40 ans, entré le 11 novembre 1882 à la Charité. Le malade avait une volumineuse entéro-épiplocèle inguinale droite, irréductible ; il ne pouvait porter bandage, parce que, fait exceptionnel du reste, l'intestin était aussi irréductible que l'épiploon. M. Berger maintient le malade au lit, le soumet à un régime léger, et fait de la compression ouatée avec la bande de caoutchouc ; le 11 décembre la hernie cédait à un taxis modéré.

M. Paul Reclus cite deux observations où par le repos, le purgatif et la compression élastique, il avait guéri deux énormes épiplocèles inguinales irréductibles depuis 9 et 15 mois.

Nous pourrions emprunter aux diverses publications traitant des hernies des exemples analogues, mais il faut reconnaître avec Trélat que depuis Malgaigne nos livres classiques n'ont pas suffisamment insisté sur le traitement des épiplocèles irréductibles, et particulièrement sur les règles précises de ce traitement. Nous croyons donc utile de reproduire ici dans ces parties essentielles une clinique récente de M. Trélat sur cette question, et reproduite dans la thèse de M. Segond.

Je conserve, disait-il, le souvenir de deux malades observés à Necker en 1882, d'un jeune homme de 29 ans atteint d'une hernie inguinale irréductible depuis dix ans, et plus de neuf cas en tout, dans lesquels j'ai réduit, sur des hommes dont l'âge varie de 29 à 68 ans, des épiplocèles dites irréductibles, entre une seule séance et un mois de traitement.

Dans ces neuf cas, nous devons ajouter l'observation du malade à propos duquel M. Trélat faisant sa clinique du 20 février et celles de trois hommes que nous avons pu observer au mois de mars de cette année, dans le service de notre maître.

Le premier, âgé de 68 ans, commerçant retiré, portait

un bandage pour une hernie inguinale gauche, datant de 25 ans. Le bandage quoique bien fait, remplissait imparfaitement les indications, il obturait suffisamment l'orifice herniaire; mais ne comprimait pas assez le trajet. Un samedi, à la suite d'un effort, la hernie sortit tout à fait, un bandagiste aussitôt appelé, pratiqua sans succès une heure et demie de taxis. Le lendemain, c'était un dimanche, le bandagiste ne vint pas; mais le lundi, il renouvela ses tentatives avec une énergie dont témoignaient les excoriations des téguments. Le patient se décida à appeler un médecin qui demanda l'avis de M. Trélat.

Les selles n'étaient pas entièrement suspendues, il n'y avait pas d'angoisses. Bref, on ne constatait ni les phénomènes fonctionnels de l'oblitération intestinale, ni les phénomènes généraux de l'étranglement, et M. Trélat, se basant en outre de la tumeur herniaire fit le diagnostic d'épiplocèle enflammée. Pendant trois jours, toute tentative de taxis fut proscrite. L'épiploïte seule fut soignée. Le malade fut mis au régime, une vessie de glace maintenue sur la tumeur, et l'on procéda tous les 4 ou 6 jours à des tentatives de réduction. Le 26e jour, la réduction était complète.

Le deuxième, est un homme de 49 ans, entré dans le service de clinique chirurgicale de Necker pour une épiplocèle crurale droite apparue depuis deux semaines environ. Dans ce cas le traitement fut simple : après avoir maintenu le malade au lit pendant trois jours. M. Trélat fit un taxis de quelques secondes et l'épiplocèle rentra. Le malade sortit de l'hôpital peu de temps après, avec un bandage contenant suffisamment sa hernie.

Le troisième est un jeune homme de 25 ans, atteint d'une hernie inguinale droite, datant de six ans, et présentant, lors de son entrée à Necker, des phénomènes d'étranglement, il y avait de l'anxiété, des vomissements bilieux, de la tension de l'abdomen. Depuis la veille au soir, les selles étaient suspendues. Malgré cet ensemble symptomatique, M. Trélat, se basant surtout sur les caractères de la tu eur, sur la rougeur du scrotum et sur la présence d'une quantité notable de liquide dans le sac, croit devoir remettre l'intervention jusqu'au soir. Il me recommanda d'opérer sans retard si les phénomènes d'étranglement s'accentuaient, et fit maintenir une vessie de glace sur la tumeur. Le soir du même jour, les selles n'étaient pas rétablies ; mais la tumeur avait diminué et l'état général semblait s'améliorer.

Le lendemain cette amélioration était manifeste, la tumeur avait diminué d'un tiers par la disposition du liquide contenu dans le sac, la rougeur de la peau s'était dissipée ; et par l'examen direct on constatait que la tumeur était en majeure partie constituée par de l'épiploon. Le surlendemain, les fonctions intestinales se rétablissaient.

Le quatrième malade est un homme de 42 ans, entré le 19 mars à l'hôpital Necker, avec une épiplocèle inguinale gauche assez volumineuse, irréductible depuis trois mois environ. M. Trélat suivit sa règle de conduite habituelle, et le 15e jour la hernie était réduite.

Dans le cours de la discussion qui eut lieu à la Société de chirurgie, nous relevons deux faits, l'un appartenant à M. Tillaux, l'autre appartenant à M. Broussolle et rapporté par M. Le Fort.

Dans le premier cas il s'agit d'un cocher que M. Tillaux trouva dans son service à Bicêtre. Ce malade était porteur d'une volumineuse hernie incurable, irréductible sur laquelle les bandagistes et les chirurgiens qui s'étaient succédé à Bicêtre avaient en vain perdu leurs efforts et leur temps. M. Tillaux ne fut pas plus heureux que les autres, mais le malade plus patient, plus tenace à son traitement se mit à confectionner lui-même une pelote en bois qu'il tailla avec son couteau. Cette pelote comprima d'abord la hernie sans la maintenir complètement; mais, en persistant, en modifiant au fur et à mesure la pelote qu'il s'était construite le malade parvint à maintenir sa hernie et à triompher là où tant d'autres avaient échoué.

Le deuxième cas, est absolument identique; il est relaté dans une lettre que le Dr Broussolle, de Dijon adresse à M. Le Fort. Un malade qui n'avait pu trouver de bandage capable de contenir sa hernie, s'en construisit un lui-même avec un succès complet. La guérison fut entreprise à l'âge de 43 ans, et le sujet qui est boulanger peut continuer son dur métier.

Nous trouvons dans la thèse de Dupin, 1879, inspirée par Broca, trois observations intéressantes.

Observation I

Hernie inguinale irréductible.

T. P..., âgé de 34 ans, sommelier, entre le 8 mai 1878, à l'hôpital Necker. En 1875, en maniant un gros fût il fait un écart, sent un craquement à l'aine et aperçoit une tumeur du volume d'un œuf de pigeon. Réduction de la hernie et bandage.

Plusieurs années se passent sans incident lorsque en 1878, en soulevant un panier de champagne, il casse son bandage et sent sa hernie sortir en même temps. Il tente en vain de la réduire, et se rend chez un médecin qui ordonne un bain. Il y reste deux heures et demie, essayant inutilement de réduire la tumeur.

Il se couche et envoie chercher un autre médecin; un second bain est ordonné. Il y reste une heure, et ne réussit pas davantage.

Il voit un troisième médecin, puis un quatrième qui pratiquent des taxis quotidiens, sans pouvoir réduire la tumeur.

Un cinquième médecin conseille au malade de venir chez M. Broca, à Necker, où il est admis 12 jours après l'accident.

M. Broca l'examine, et diagnostique une hernie inguinale gauche, irréductible, du volume de la moitié du poing et descendant jusqu'au fond des bourses.

Après quelques tentatives infructueuses de taxis, il applique le traitement par la pression continue au moyen d'un sac rempli de plomb.

Au bout de quelques jours la hernie est déjà réduite de moitié.

Dans la nuit du onzième jour, le malade ressent un soulagement subit, et porte la main à l'aine gauche, et ne trouve plus la tumeur.

M. Broca constate en effet le lendemain la réduction de la hernie.

Un bandage est appliqué, et depuis la hernie ne s'est jamais reproduite.

Le 21 mai 1879, le malade revient voir M. Broca, il n'y a plus de trace de hernie, et l'orifice inguinal est fort étroit.

Observation II

Hernie inguinale irréductible.

Le nommé S..., employé, âgé de 50 ans, entre le 9 mai 1870 à l'hôpital Necker, salle Saint-Pierre. Blennorrhagie à 25 ans; son père portait une hernie.

Ce malade présente à son entrée une hernie inguinale gauche dure et formée probablement d'épiploon. Cette hernie serait survenue il y a 25 ans. Un jour, cet homme étant militaire, fit un effort violent et ressentit aussitôt une douleur vive dans la région inguinale gauche. Le soir même de l'accident survinrent des coliques assez vives. Toutefois ce n'est que plusieurs jours après, qu'il sentit une grosseur du volume d'un petit œuf.

Quatre ou cinq ans après, il porte un bandage; il voyait en effet la tumeur augmenter peu à peu de volume.

Ce bandage fut porté très irrégulièrement, et dans les dernières années, son application était même devenue assez douloureuse, pour que le malade fut le plus souvent obligé de le remplacer par un suspensoir. La tumeur était devenue assez volumineuse, pour que la pelote glissât toujours sur les côtés.

D'autre part, l'hiver dernier, à la suite d'un rhume et d'efforts de toux, une seconde hernie inguinale se produisit du côté droit; cette hernie, toujours réductible était peu volumineuse. Cependant, elle devint assez gênante, pour que le malade y fit mettre un bandage.

Entré le 6 mai, dans le service de M. Broca, ce malade fut immédiatement traité par le sac de plonb. Un suspensoir serré relevait la bourse du côté gauche, et tendait à refouler la hernie dans l'orifice inguinal.

Le sac resta appliqué pendant sept jours, au bout desquels une courte séance de taxis put faire rentrer complètement la tumeur alors diminuée de volume. Une pelote inguinale fut immédiatement appliquée sur l'orifice.

Le 20 mai le malade n'accuse qu'une douleur légère due à la compression par le bandage. Le 7 juin, il quitte le service sans que la tumeur ait aucunement reparu.

Observation III

Hernie crurale irréductible.

G... Marie, 68 ans, journalière, entre le 23 juin 1879 dans le service de Broca. Cette femme n'a jamais été malade; elle a eu 4 enfants, le dernier il y a 28 ans, cette dernière couche a été très difficile, mais au bout de 15 jours, elle a pu s'en relever.

Depuis 3 à 4 ans, elle souffre dans l'aine droite. De temps en temps elle était prise de coliques subites et violentes qui s'accompagnaient de vomissements tantôt bilieux, tantôt alimentaires. Elle était sujette à la constipation.

Il y a six mois, à la suite d'un travail exagéré, elle fut prise d'un nouvel accès de coliques. Elle fut obligée de s'arrêter dans les champs; elle s'aperçut qu'il y avait dans l'aine droite une grosseur assez volumineuse.

Elle presse dessus avec vigueur, mais sans succès. Depuis cette époque, coliques, alternatives de diarrhée et de constipation, vomissements. A la suite d'un de ces accès, elle se présente à l'hôpital.

On constate dans l'aine droite, une tumeur grosse comme un œuf de pigeon, de consistance molle, peu élastique, peu douloureuse à la pression, non réductible par un taxis modéré. La tumeur est située au-dessous de la ligne iléo-pubienne, en dedans de l'artère fémorale.

24 juin. Le lendemain on applique 1 kil. 1/2 de plomb enfermé dans une compresse; la pression est bien supportée; pas de douleurs ni vomissements; appétit; deux selles.

Le 25. La tumeur a diminué au moins de moitié; une selle.

Le 26. Il ne reste plus qu'une portion de la tumeur à peine sensible au toucher. Elle rentre facilement sous la pression du doigt. On s'aperçoit que la hernie passe très au-dessous du ligament de Poupart, en attendant le bandage, on maintient la hernie réduite au moyen d'un fort tampon d'ouate enveloppé dans une compresse et d'un spica serré.

Nous devons à l'obligeance du Dr Paul Broca, prosecteur à l'École de médecine, trois observations inédites recueillies dans les services de l'illustre savant dont il porte le nom.

Observation IV

Hernie ombilicale irréductible.

Le 4 septembre 1854, une femme est entrée à l'Hôtel-Dieu, salle St-Charles. Cette femme, à la suite d'un effort fait pendant l'hiver de 1846, s'aperçut de l'apparition d'une légère grosseur dans la région ombilicale. La hernie fut mal contenue par un bandage trop petit. Dans les premiers jours de février 1854, elle fut prise de coliques violentes et de vomissements fréquents. Elle entre chez M. Velpeau, à la Charité. On lui administre des purgatifs, on pratique une saignée de 500 gr. et on essaie, mais en vain de réduire la hernie.

Hier soir, 3 septembre, à la suite d'un repas de haricots, elle éprouva de vives coliques; pendant la nuit, vomissements bilieux et jaunâtres.

M. Broca ne reconnaît là que des signes d'inflammation herniaire, et rejette toute idée d'opération.

Il prescrit 50 sangsues sur la tumeur, un cataplasme, un léger purgatif.

Mieux sensible le soir; les vomissements avaient cessé. Le lendemain 5 septembre, l'amélioration se prononce de plus en plus, la tumeur n'est presque plus douloureuse.

Le 6. La hernie est souple, mais douloureuse. L'état général est satisfaisant.

Le 7. M. Broca se propose de tenter la réduction de cette hernie à l'aide d'une compression lente et graduelle qui puisse faire céder les adhérences, dans le cas où elles seraient la cause de l'irréductibilité. Il applique donc un certain nombre de compresses pliées en plusieurs doubles, et surtout vers sa circonférence de façon à répartir la pression à peu près également sur toute la surface ; un bandage de corps fortement serré les maintient exactement appliquées.

Le 13. Bien que le bandage de corps ait dû être supprimé pendant quelques jours à cause de la suppuration de quelques-unes des piqûres de sangsues, on parvint par un taxis prolongé à réduire tout à fait la hernie. On applique alors sur l'anneau la pelotte d'un bandage ombilical qui maintient bien la hernie réduite, même lorsque la malade se livre à des efforts de toux.

Observation V

Hernie crurale irréductible.

Dugot Jacques, 56 ans, maçon, entre le 4 septembre 1856, à l'hôpital Necker, pour une hernie crurale du côté gauche apparue subitement à la suite d'un effort pour soulever une pierre.

La tumeur est grosse comme une poire, dure, bosselée, irréductible. Elle siège au-dessus du ligament de Fallope, en dehors du pli génito-crural. Elle est douloureuse, et le malade a éprouvé des envies de vomir depuis son apparition. Le ventre n'est pas douloureux, ni tuméfié ; il n'y a pas de constipation. M. Broca diagnostique une hernie épiploïque

Le malade est maintenu au lit ; on applique des cataplasmes sur la tumeur. Les vomissements cessent, et la tumeur n'est plus douloureuse.

10 septembre. On commence à exercer sur elle une compression méthodique avec des compresses graduées et un spica. La tumeur diminue un peu.

Le 20. Elle est réduite à la moitié de son volume. On applique alors un bandage ordinaire, et le malade quitte le service le 22 septembre.

Observation VI

Hernie crurale droite irréductible.

Grichaud Marie, âgée de 68 ans, journalière, entre le 23 juin 1879, à Necker. Il y a 4 ans, elle sentit dans l'aine droite une tumeur de la grosseur d'un gros pois, mais la douleur resta pendant longtemps sourde et passagère.

Il y a 2 ans 1/2, ces deux symptômes augmentèrent et c'est seulement depuis quelques semaines qu'elle éprouve des coliques violentes.

Elle a la marche difficile et c'est pour cela qu'elle entre à l'hôpital.

Notons d'abord le début presque inappréciable de la tumeur. Nous ne remarquons à son entrée ni trouble digestif, ni symptômes d'étranglement. On aperçoit à l'aine droite une tumeur ronde, irréductible, sans gargouillement, indolore, ou douloureuse sous une pression forte, submatité légère, plutôt sonorité.

Traitement. — Compression à l'aide du sac du plomb, poids 2,500 gr.

25 juin. La tumeur a diminué.

Le 26. M. Broca réduit la tumeur.

Le 27. Application d'un bandage, et la malade quitte l'hôpital.

Observation VII (Personnelle)

Service de M. Richet, suppléé par M. Reclus.

Epiplocèle inguinale irréductible.

David Lév..., âgé de 43 ans, employé, entre le 27 juin 1887, à la salle Saint-Landry de l'Hôtel-Dieu.

Le malade est porteur d'une hernie depuis près de 20 ans, et n'a jamais éprouvé d'autre douleurs qu'un léger tiraillement, mais ennuyé par cette grosseur il vient réclamer les secours de M. Reclus.

Quand le malade est debout on trouve au niveau de la racine des bourses et correspondant à la paroi antérieure du canal inguinal une tumeur du volume du poing. Cette tumeur est molle et à la partie inférieure on sent très nettement le testicule qui ne présente rien d'anormal.

La tumeur est sonore à la percussion et quand le malade tousse elle communique au doigt une impulsion des plus nettes. Elle est formée de masses molles mais à la partie interne on sent de petits noyaux durs du volume d'une noisette et qui ne sont autre chose que de l'épiploon chroniquement enflammé. La tumeur se réduit aisément en partie mais il reste une partie du volume d'un œuf qui est entièrement irréductible et qui donne de la matité à la percussion.

27 juin au soir. Le malade sera purgé demain matin, le soir même nous le faisons mettre dans une position déclive (briques sous les pieds du lit), nous appliquons sur la région un bandage compressif et au-dessus un sac de plomb.

Le 28. La bande élastique est appliquée pas très serrée et le malade la conserve longtemps.

Le 29. Le malade a toujours sa bande élastique et son sac de plomb, il a été purgé une deuxième fois.

Le 30. Nous défaisons le spica et à notre grande satisfaction nous trouvons que la masse herniaire est rentrée, soit 48 heures après le début du traitement.

Des dispositions sont prises pour l'application d'un bandage.

3 juillet. Le malade obtient un bandage qui maintient très bien la hernie.

Nous pourrions multiplier les exemples et réunir plus d'observations. Mais nous n'avons pas l'intention de faire une statistique en faveur d'un traitement qui a fait ses preuves. Nous avons vu notre maître, M. Reclus l'employer avec succès à la Clinique chirurgicale de l'Hôtel-Dieu. Trois hernies irréductibles soignées par lui ont été facilement réduites dans une durée moyenne de 5 à 8 jours. Ajoutons du reste, et ceci est en faveur de la cure radicale, que trois autres malades ont été opérés par lui avec un succès remarquable.

Il nous sera donc permis de conclure que ce traitement est *efficace*, c'est-à-dire qu'il arrive à guérir l'irréductibilité, et à maintenir la hernie. On nous objectera hautement que la hernie ainsi maintenue n'est pas guérie, que l'intestin sortira aussitôt que le bandage sera levé et qu'enfin nous n'avons ainsi que masqué l'infirmité sans l'avoir guérie. Il y a dans ces objections un fond de vérité et une véritable erreur. La vérité est que la hernie n'est pas guérie, mais personne ne l'a prétendu ;

la hernie est réduite et maintenue, voilà le résultat. Quant à dire que l'infirmité est seulement masquée, c'est une erreur. La hernie réduite est bien moins gênante et bien moins grave que la hernie irréductible ; il ne saurait y avoir de comparaison à établir entre ces deux cas. Ainsi donc, il n'existe aucun malentendu, l'efficacité du traitement de Broca ne va pas jusqu'à la cure radicale, il ne va que jusquà la réduction, et à la contention, mais il va jusque-là.

II

Ce premier point établi, il nous faut passer au second, et savoir s'il est d'un usage facile. Examinons d'abord en quoi il consiste.

Le traitement si préconisé par Broca, consiste dans la compression lente et méthodique de la hernie, en associant à ce traitement local, une diète modérée et quelques purgatifs. C'est ainsi que Colson père obtint la réduction d'une épiplocèle irréductible au moyen d'une plaque de cuivre destinée à soutenir la hernie et d'une pelote de charpie interposée ; en même temps le malade était maintenu au repos absolu.

Velpeau, dans un cas d'entéro-épiplocèle énorme qu'il n'avait pu réduire complètement, engagea toute la tumeur dans un suspensoir garni de compresses et parvint à exercer sur elle une pression exacte et assez forte qui la réduisit de moitié durant la nuit, et rendit facile le succès du taxis (1).

Un autre mode de compression élastique a été imaginé par Maisonneuve (2) qui l'a appliqué plus spécialement aux hernies étranglées. Il consiste en un spica fait avec une bande de caoutchouc.

Au lieu de la bande élastique, beaucoup d'autres moyens de compression ont été essayés. Tantôt la compression a été essayée associée à d'autres agents. Le sac de glace tant vanté par Ribes (3) n'agissait pas autrement. Tantôt et le plus souvent elle a été expérimentée seule. Malgaigne cite l'emploi d'un fer à repasser, d'un morceau de plomb.

Mais les faits cités par Malgaigne ne portent pas d'indication bibliographique plus étendue.

Jobert de Lamballe (4) rapporte qu'Earle pour comprimer également et invariablement toute la tumeur se sert de mercure métallique renfermé dans une vessie. La pression du mercure, dit-il, quand la tumeur n'est pas douloureuse, et le froid qu'il détermine, rendent rationnelle son application.

(1) Malgaigne. *Manuel de méd. opér.*, 1849, p. 514.

(2) Maisonneuve. *Réduction des hernies étranglées par la bande de caoutchouc.* Comptes rendus de l'Acad. des sciences. *Arch. gén. de méd.*, 1863, p. 375.

(3) Ribes. *Mémoire sur les moyens de réduire les hernies compliquées d'étranglement.* Paris, 1841, t. I, p. 471 à 507.

(4) Jobert de Lamballe. *Malad. chirug. du tube intest.*, t. I, p. 87.

M. Lannelongue, agissait de tout autre façon, mais dans un but thérapeutique tout différent. Ce chirurgien comprime la paroi abdominale au moyen d'un sac de plomb immédiatement au-dessus du pédicule herniaire, il obtient ainsi une fatigue des muscles et un taxis infiniment plus facile (1).

Quelques années plus tard M. Colson, de Beauvais, sans connaître les faits de Lannelongue fit la compression directe sur la tumeur. Un poids de 5 kilog. enveloppé d'ouate, appliqué sur la tumeur amena dans trois cas la réduction spontanée d'une hernie (2).

Dès 1872, Broca traitait avec succès des hernies irréductibles simples par la compression au moyen d'un sac de plomb et obtenait autant de succès, dit M. Dupin (3) dans sa thèse, qu'il avait traité de malades. Nous avons rapporté plus haut 6 observations prouvant l'efficacité de cette méthode.

Beaucoup d'autres chirurgiens se contentent d'appliquer un spica double de l'aine bien ouatée, de maintenir le malade au lit avec une alimentation légère et des purgatifs tous les deux ou trois jours.

Ce traitement est d'ailleurs parfaitement innocent et les malades supportent bien la compression. Il faut

(1) *Bulletin de la Soc. de chir.*, 1870, 2e sem., t. 11.

(2) Colson. *De l'opération de la hernie étranglée sans ouverture du sac.* Th., Paris, 1874.

(3) Paul Dupin. *De la compression par le sac de plomb des hernies irréductibles simples.* Thèse, Paris, 1879.

toutefois excepter la bande en caoutchouc de Maisonneuve dont l'emploi quelquefois douloureux demande à être surveillé.

Par tous ces moyens combinés on obtient la réduction dans un laps de temps variant de 2 jours à 6 semaines.

En examinant de près les moyens employés pour obtenir la réduction on s'aperçoit aisément qu'ils ne présentent aucune difficulté; si bien que dans nombre de cas, le chirurgien a pu abandonner à un élève le soin de mener à bien la réduction. De quoi s'agit-il? d'une compression, d'un spica de l'aine avec de l'ouate, avec ou sans bande élastique et puis, du repos avec une diète modérée. Voilà les éléments de la guérison. Qui pourrait dire où siège la difficulté? il n'en existe nulle part; ce qu'il faut, et Broca y insiste, c'est la patience et la persévérance, deux qualités indispensables non seulement au chirurgien, mais encore au malade. Que voyons-nous en effet dans les observations? Dans l'une c'est au bout de cinq semaines, de six semaines que la hernie se réduisit. Ne lisons-nous pas dans l'un des faits de M. Trélat rapporté dans la thèse de Segond qu'un matin, trente jours après le début du traitement, la hernie se réduisit tout à coup, alors que M. Trélat désespérait d'arriver à en obtenir la réduction, alors que tout était prêt pour l'opération.

III

Ce traitement efficace et facile est-il *bénin*? ne fait-il courir au malade aucun risque? La réponse est bien simple. Il y a des exemples de taxis avec réductions malheureuses, mais lorsqu'il existe soit de l'étranglement soit des phénomènes inflammatoires aigus. Dans ce cas le taxis peut faire rentrer dans l'abdomen un intestin malade, perforé, gangréné, et déterminer de la péritonite, ou bien, réduire en masse sac et intestin et l'étranglement persister. Mais nous n'avons point en vue le traitement des hernies étranglées ou présentant des accidents aigus, notre cas est tout autre; et notre procédé de réduction, très différent aussi.

Examinons, en effet, comment s'obtient la réduction? Est-ce en une fois? rarement; presque toujours progressivement. La tumeur diminue peu à peu; la pression continue du bandage ouaté ou de la bande élastique détermine une tension constante des adhérences qui s'allongent, s'effilent, s'atrophient et qui, si elles ne disparaissent pas, deviennent suffisamment lâches pour permettre la réduction; il y a là un travail de résorption de tissu inflammatoire qu'on peut observer souvent dans d'autres régions.

Il est cependant bien avéré que dans certains cas d'adhérences anciennes, par fusion, ou bien dans les cas que Boiffin appelle des adhérences par glissement, le traitement ne puisse arriver à détruire et à rompre ces adhérences, mais il produit presque toujours sinon toujours la réduction de l'intestin dans les entéro-épiplocèles et diminuant considérablement le volume de la hernie, la laisse en état d'épiplocèle simple. L'épiploon alors représenté par une masse dure, irrégulière et lobulée forme un bouchon trop gros pour passer par l'orifice. Mais une compressicn nouvelle et un peu de patience, et le plus souvent cette masse épiploïque s'effile, diminue, et se réduit.

D'ailleurs si la réduction ne vient pas couronner le traitement qu'y a-t-il à redouter ?

Rien à craindre sinon un insuccès; et le traitement s'il réussit, et il doit toujours réussir, disait Broca, n'occasionne du reste aucun risque. S'il ne réussit pas, soit par l'indocilité du malade, l'impatience du chirurgien, la douleur de la pression, la solidité et l'ancienneté des adhérences, soit pour toute autre cause, cette tentative infructueuse n'aura du moins été en rien préjudiciable au malade.

En résumé, le traitement qui a donné de si bons résultats à Broca et à tant d'autres est un traitement entièrement bénin, essentiellement facile et presque toujours efficace. Ces qualités ne sont elles pas satisfaisantes pour qu'il soit mis à l'essai ?

CHAPITRE IV

PARALLÈLE ENTRE LES DEUX MÉTHODES CONCLUSIONS

Le traitement des hernies irréductibles par la compression est essentiellement bénin et facile, et l'emporte en cela de beaucoup sur la cure radicale.

Par sa facilité, il constitue une ressource thérapeutique à la porté du moindre chirurgien; sans qu'il soit nécessaire pour s'en servir, d'une éducation chirurgicale spéciale, sans qu'il faille, suivant le mot de Tilanus « être chirurgien aseptique avec bonne tête et vaillante main ».

Par sa bénignité, c'est une arme sans danger, que l'on peut et que l'on doit employer avant toute autre; certain, que si elle réussit, ce sera pour le plus grand bien du patient, et sans lui avoir fait courir une ombre de danger.

Par son efficacité, le traitement simple par la compression ne le cède guère à la cure radicale. La réduction est presque toujours obtenue aussi bien dans l'une que dans l'autre méthode. Là où la compression méthodiquement faite et longtemps prolongée n'aura pas réussi, nous nous méfierons fort de la cure radicale. Le chirurgien sera en face d'un cas complexe, difficile et dangereux, un de ces cas où l'on est obligé de laisser l'opération inachevée, un de ces cas enfin par trop fécond en accidents et complications opératoires. En un mot l'efficacité d'une méthode vaut l'efficacité de l'autre, mais tandis que l'une fait courir des risques au malade, l'autre arrive au but lentement et à peu de frais.

Pour si simple que puisse paraître ce traitement, il ne faut pas oublier qu'il exige beaucoup de douceur et de précaution. Toute temporisation serait déplorable, quand le plus léger soupçon s'élève sur un étranglement possible. Lorsqu'il y a doute, « il faut opérer séance tenante, et ne pas remettre au lendemain », suivant les paroles fort judicieuses du professeur Le Fort

Il est un point cependant que nous voulons toucher avant de terminer ce travail. Quand une hernie est réduite, il est nécessaire de la maintenir réduite. Dans la cure radicale un simple bandage léger suffit; dans la cure lente, il faut un bandage mieux combiné, plus fort et spécialement construit.

Mais à côté des cas où la contention est simple, il en est d'autres où elle devient difficile et douloureuse. Il faut au malade souvent ignorant et exposé à des travaux pénibles un bandage de force à grosse pelote convexe, à bec recourbé, exerçant sur les anneaux une forte pression. La contention peut alors être douloureuse, elle peut même être insuffisante; et les conditions dans lesquelles se trouve le malade ne permettent pas d'espérer mieux. Alors, mais alors seulement quand la hernie est difficilement et incomplètement incoercible il faut suivant les conseils de Trélat recourir à la cure radicale.

Si nous nous sommes fait comprendre, la cure radicale est pour nous un traitement d'exception, une arme de réserve, qui ne doit être mis en œuvre que dans les cas désespérés. Nous ne pouvons mieux faire pour terminer que de dire avec M. Reclus (1) : « Des malades porteurs de hernies, de tout âge et de toute espèce que le bandage n'avait pu guérir, ni même contenir, ont été débarrassés de cette infirmité par une opération peu grave; il ne faut donc pas la proscrire à priori, *mais chercher à établir prudemment quelles en sont les indications* ».

(1) *Gazette hebdomadaire*, 24 février 1882.

TABLE DES MATIÈRES

IMPRIMERIE LEMALE ET Cie HAVRE

IMPRIMERIE LEMALE ET Cie, HAVRE

www.ingramcontent.com/pod-product-compliance
Ingram Content Group UK Ltd.
Pitfield, Milton Keynes, MK11 3LW, UK
UKHW020416230726
13925UKWH00004B/1463